DE LA
RESPIRATION CUTANÉE

CHEZ NOS PRINCIPAUX

ANIMAUX DOMESTIQUES

PAR

G. RECORDON

MÉDECIN VÉTÉRINAIRE

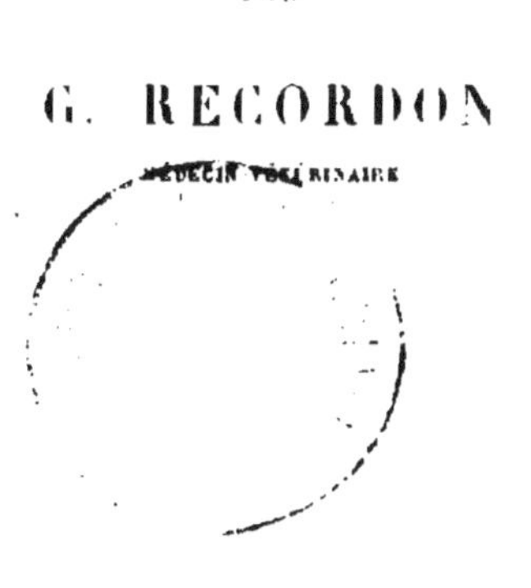

PARIS

P. ASSELIN, LIBRAIRE ÉDITEUR

PLACE DE L'ÉCOLE DE MÉDECINE

1866

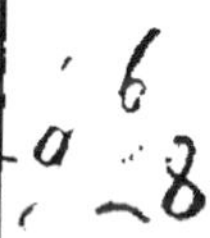

DE LA

RESPIRATION CUTANÉE

CHEZ NOS PRINCIPAUX

ANIMAUX DOMESTIQUES

I

En publiant cet opuscule, je n'ai pas eu la prétention de traiter un sujet nouveau, mais seulement de faire ressortir toute l'importance que la respiration cutanée joue dans un grand nombre d'affections, importance trop souvent négligée dans la pratique, ou regardée comme secondaire dans la médecine de nos animaux domestiques.

Le poumon, organe central de la respiration, a une fonction principale qui constitue ce que les physiologistes ont défini sous le nom de respiration *localisée*, tandis que la peau et les muqueuses apparentes sont le siége de la respiration *disséminée*.

M. Colin a désigné la première sous le nom de *trachéenne*, la seconde sous celui de *tégumentaire*, cette dernière doit seule nous occuper ici : « La respiration tégumentaire est propre à la plupart des animaux qui occupent les degrés inférieurs de

la série, les polypes par exemple,... ce mode, qui peut conve-
nir aux animaux les plus simples, est restreint à un petit nombre d'entre eux, cependant il persiste encore *comme complé-
ment* d'une respiration localisée chez plusieurs animaux des
classes supérieures[1]. »

Le poumon a été longtemps considéré commé le seul organe
important de la respiration ; il produisait l'hématose ; mais
on ne parlait pas de la respiration cutanée, soit qu'elle ne
fût pas connue ou qu'on n'en eût que des notions très-élé-
mentaires.

A la fin du dix-septième siècle, on attribuait déjà à la peau
la fonction importante de laisser exhaler des produits, qui,
charriés par le sang, déterminaient la formation des humeurs,
« ... des excréments ou fuligines, qui doivent s'exhaler à travers les pores par insensible transpiration, et comme il y en a
des crasses qui s'arrêtent et s'attachent sur le cuir et bouchent
les pores, empêchant la transpiration desdites vapeurs qui,
étant âcres et salées, altèrent le sang et l'empêchent de nourrir
les parties, même le détruisent et l'échauffent[2]... » On voit par
ce passage original que Solleysel connaissait, sinon la respiration cutanée, du moins la dépuration du sang, s'opérant à
la surface du corps. La peau ainsi que les muqueuses n'est
pas seulement douée de la propriété de dépurer le sang, de le
débarrasser des *excréments* ou *fuligines*, mais encore de produire l'hématose.

Que se passe-t-il dans le poumon? — L'air entre dans cet
organe lors de l'inspiration et en distend les vésicules, puis,
en vertu de *l'endosmose*, l'oxygène pénètre à travers les parois
des vésicules dans les nombreux vaisseaux capillaires dont
ces parois sont tapissées; simultanément le sang se débar-
rasse de la vapeur d'eau en excès et de l'acide carbonique
dont il était chargé par un courant sortant ou d'*exosmose* ; ces
produits sont rejetés de l'économie pendant le temps de l'ex-

---

[1] Colin, *Traité de physiologie comparée des animaux domestiques.* Paris, 1850.
[2] De Solleysel. *Parfait maréchal;* dernière édition. Paris, 1779.

piration. Le sang se trouve ainsi régénéré : de noir qu'il était il est devenu rouge au contact de l'oxygène, l'hématose a eu lieu ; le sang veineux redevenu artériel est de nouveau propre à fournir des éléments réparateurs à l'économie tout entière.

Pendant que ces échanges moléculaires se passent dans le parenchyme pulmonaire, il y a eu élévation de température de l'air expiré. C'est à l'ensemble de ces phénomènes que l'on a donné le nom de *combustion*.

Ce que nous venons de voir se passer dans le poumon se reproduit avec la même simplicité à la périphérie du corps. Le sang artériel après avoir parcouru en tous sens l'organisme et participé à la nutrition des tissus, se trouve vicié et a besoin de reprendre son état primitif; à cet effet, le sang parvient dans le riche réseau vasculaire de la peau afin de se mettre en rapport direct avec l'air atmosphérique. Ce fluide pénètre à travers l'enveloppe tégumentaire par les *pores insensibles* nombreux dont elle est pourvue; l'oxygène passe par *endosmose* dans les vaisseaux capillaires et est absorbé par le sang, tandis que le courant sortant entraîne au dehors l'acide carbonique et la vapeur d'eau.

On ne peut mettre en doute la sortie par la peau du gaz acide carbonique et de la vapeur d'eau ; en outre il se trouverait encore, d'après Collard de Martigny, de l'azote et de l'hydrogène[1]. Ce phénomène, en tout semblable à celui qui se passe dans le poumon, est l'hématose; le sang ainsi modifié se rend par les vaisseaux veineux dans le poumon afin de subir dans cet organe une hématose plus complète.

La respiration cutanée n'est, comme on vient de le voir, que préparatoire, elle ne devient définitive que dans le poumon, organe central du grand appareil.

On a admis qu'il se fait par la peau, a dit Béclard, des

----

[1] Collard de Martigny recueillait les gaz qui se dégageaient de la peau sous un entonnoir bouché par le haut et plein d'eau qui avait été privée d'air par l'ébullition. *Journal de physiologie.* Paris. 1830.

absorptions et des sécrétions gazeuses analogues à celles du poumon[1].

La respiration disséminée se retrouve admirablement dans le règne végétal ; la sève ascendante, après avoir pourvu à la nutrition de la plante, se porte à la périphérie du végétal, dans les feuilles; c'est là que s'accomplit la respiration, l'oxygène est absorbé, tandis qu'il s'exhale dans l'atmosphère une certaine quantité d'acide carbonique et de vapeur d'eau[2].

MM. Regnault et Reiset[3] ont prouvé que, chez les animaux à température fixe, l'échange de gaz entre la peau et l'atmosphère est insignifiant. La respiration cutanée dépend de l'état de l'atmostphère et de celui du corps, elle peut augmenter ou diminuer, elle tend à maintenir l'équilibre fonctionnel, et si la respiration cutanée est peu développée relativement à celle qui s'effectue dans le poumon, si elle est peu appréciable par elle-même aux yeux des expérimentateurs, on peut facilement et pratiquement en démontrer l'existence, car cette fonction est aussi nécessaire à l'entretien de la vie que la respiration pulmonaire elle-même.

Tout le monde connait l'expérience concluante faite il y a quelques années par M. le docteur Fourcault. Un chien étant recouvert d'une matière plastique imperméable, on a vu cet animal succomber lentement par asphyxie. Cette expérience, répétée en tous points à Alfort par le savant professeur H. Bouley, a donné un résultat identique : des chevaux enduits de différentes substances, et sur une étendue du corps variable, sont morts asphyxiés. La mort de ces animaux était d'autant plus rapide que la surface tégumentaire recouverte

---

[1] Séguin a démontré par des expériences faites sur lui-même le rapport entre les deux respirations pulmonaire et cutanée; il a déterminé exactement et d'une manière comparative le poids des gaz rejetés par le poumon et le poids de ceux exhalés par la peau dans un temps donné.

[2] Dans la nuit. un phénomène inverse se produit ; les végétaux n'absorbent pas l'oxygène, mais de l'acide carbonique. On pourrait presque dire que les végétaux élaborent pendant le jour ce qu'ils ont absorbé pendant la nuit.

[3] *Annales de chimie et de physique.* 3ᵉ série, t. XXVI.

était plus grande, et la substance employée moins perméable à l'air.

Cependant dans ces diverses expériences le poumon respirait à l'aise, mais il n'était pas secondé dans cette fonction ; seul il était insuffisant à entretenir la vie.

En parlant de la peau M. Colin a dit : « Cette membrane constitue un véritable poumon par lequel s'échappent continuellement des produits que l'autre, à lui seul, ne parviendrait pas à expulser[1]. »

On rapporte que, chez les Romains, dans les fêtes publiques, et même chez nous, des jeunes garçons recouverts de feuilles d'or et représentant des personnages allégoriques, ont succombé, sans qu'on puisse savoir à quoi attribuer ces accidents. Il n'y a pas eu là d'autre cause assurément que l'asphyxie produite par la cessation complète de la respiration tégumentaire.

La fonction respiratoire cutanée est peu accusée sur un point donné de son étendue ; mais cette fonction s'effectuant sur toute la superficie de la peau, et celle-ci étant très-vaste, on en comprendra facilement l'importance.

II

La relation sympathique qui existe entre la peau et le poumon est si remarquable que, quand la peau est malade, le poumon contribue dans une certaine mesure à cet état pathologique[2].

---

[1] Colin (loco citato).

[2] Les sympathies sont des actions réflexes, ainsi que Marshall-Hall l'a démontré par de nombreuses expériences ; il leur avait donné le nom de *diastaltiques*, mais c'est Barthez qui le premier paraît s'être occupé de cette question et les a

La cessation des fonctions de la peau détermine l'asphyxie; il y a *syncope* lorsque cette cessation n'est que momentanée. Quand un obstacle quelconque est apporté à la respiration tégumentaire, toute l'économie en reçoit le contre-coup, mais principalement la muqueuse des voies respiratoires. L'équilibre est rompu ; le sang, ne pouvant subir sous la peau *l'hématose préparatoire*, se porte sur le poumon, congestionne cet organe par métastase; à la congestion succède l'inflammation et vous voyez alors apparaître des maladies telles que la bronchite, la pneumonie, etc.

Si cette gêne apportée à la respiration n'est pas considérable, mais permanente, à la longue surviennent des maladies chroniques du poumon et des bronches : chez le sujet placé dans ces conditions, la respiration est profonde, irrégulière, les muqueuses injectées, l'urine épaisse, abondante et chargée[1], l'appétit diminué, la toux survient, et au bout d'un certain temps, on a sous les yeux tous les symptômes caractéristiques de telle ou telle maladie inflammatoire.

Mais quelles sont les causes de cette gêne qui entrave ainsi le rhythme des fonctions respiratoires et détermine de si graves conséquences ? — Ces causes sont nombreuses.

Chez quelques animaux le poil long et feutré empêche l'air de pénétrer jusqu'à la peau ; ajoutez à cela des pellicules épidermiques, des corps étrangers, des poussières, qui, en s'u-

---

nommées. — Marshall-Hall, *Aperçu du système spinal diastaltique ou système des actions réflexes dans ses applications à la physiologie et à la pathologie.*)

Müller, professeur de physiologie à Berlin, a traité longuement la question des diverses sympathies et les a décrites avec soin; en parlant des sympathies fonctionnelles entre la peau et les membranes muqueuses, Müller s'exprime ainsi : « Les sympathies entre la peau et les membranes muqueuses sont fréquentes; beaucoup de maladies des membranes muqueuses, notamment les inflammations, etc., ne doivent souvent naissance qu'à l'action d'une cause morbifique sur la peau et *vice versa*. A la suite d'un refroidissement de la peau, on peut voir survenir la pneumonie, l'angine, l'entérite, ou une affection catarrhale de ces parties, et toujours dans la membrane muqueuse de l'organe qui, en raison de circonstances individuelles, a plus de prédisposition aux maladies de la peau. » (Traduit de l'allemand.)

[1] On sait que la sécrétion urinaire concourt avec la fonction respiratoire à la dépuration du sang, et que, quand celle-ci se ralentit, la sécrétion urinaire augmente sensiblement.

nissant à la matière sébacée, forment une croûte imperméable qui obstrue les pores insensibles et met les animaux dans les mêmes conditions que ceux *à expérience*, dont il a été fait mention à la fin du chapitre précédent. On voit des chevaux dont le poil est si long, si touffu, qu'ils ressemblent plutôt à des baudets du Poitou qu'à des animaux de leur espèce; chez eux la transpiration est si abondante au moindre exercice qu'ils ne peuvent se sécher, ils sont constamment dans un bain de vapeur : de là, des refroidissements de la peau et par sympathie des angines, des bronchites, etc.

Le poil long prédispose aussi les animaux aux maladies pédiculaires et enfin à une foule d'affections que l'on aurait pu prévoir et éviter.

Quand le *tondage* est pratiqué à temps, on voit se résoudre des engorgements, des congestions, des indurations, enfin tous les prodromes menaçants de la morve et du farcin; la respiration se régularise peu à peu, récupère son rhythme primitif et, dans quelques cas, on est tout étonné de voir disparaître le *temps d'arrêt* qui avait pu faire croire un instant à l'existence de la pousse; l'appétit diminué revient, les muqueuses perdent leur teinte plombée ; en un mot, tout rentre dans l'état normal.

Le chien des régions septentrionales, que la nature a doté d'une épaisse fourrure, est plus souvent malade dans nos contrées que le chien indigène; sa longévité est moindre, il est prédisposé à toutes les maladies inflammatoires, aux affections cutanées, etc.; le chien de Terre-Neuve, que je prends pour exemple, a toujours dans notre climat, à part de rares exceptions, les conjonctives injectées, à tel point qu'on le dirait atteint de conjonctivite chronique. Cette injection des muqueuses n'est qu'un symptôme de l'état général sous le coup d'une asphyxie lente. J'ai eu l'occasion de voir plusieurs fois des chiens de cette race, tondus pour des maladies de peau, différer entièrement, après cette opération, de ce qu'ils étaient auparavant; ils avaient perdu leur apathie, leur inappétence, ils se sentaient soulagés en respirant plus à l'aise.

Les moutons du Nord, pourvus d'une toison épaisse, imper-

méable au fluide aérien, souffrent beaucoup dans nos berge-
ries quand survient une élévation de température. Le Dischley,
introduit d'Angleterre en France, devient dans ce dernier pays,
comme le chien de Terre-Neuve, prédisposé aux inflammations
viscérales ; après la tonte, l'organisme n'étant plus sous le
coup d'une asphyxie peu intense, il est vrai, mais continuelle,
reprend peu à peu son équilibre physiologique [1].

III

Dans l'état sauvage, la nature a prévu l'influence que les
changements de saisons pourraient avoir sur la santé des animaux, aussi les a-t-elle pourvus d'une *mue régulière* à certaines
époques de l'année ; mais chez ceux soumis à la domesticité,
modifiés par les habitudes, par les agents extérieurs, la mue
ne se fait pas ou se fait d'une manière irrégulière, imparfaite
pour maintenir l'ordre fonctionnel ; l'homme alors doit in-
tervenir par une *mue artificielle*, mais complète, sans laquelle
peut résulter les graves conséquences que j'ai déjà énumérées
et sur lesquelles je ne reviendrai pas.

Les maladies chroniques de la peau doivent aussi être prises
en sérieuse considération, surtout quand elles sont anciennes,
rebelles et étendues ; elles déterminent presque toujours, dans
ces conditions, des infiltrations, des indurations de l'épiderme
qui empêchent dans une certaine mesure la fonction respiratoire de s'effectuer ou la gênent considérablement. Dans la gale
ancienne, il n'est pas rare de rencontrer cette modification parti-
culière que je viens de signaler, l'épiderme est épaissi, condensé,

___

[1] Le bœuf est moins souvent affecté des maladies des voies respiratoires que
les autres animaux domestiques : l'angine, la bronchite, sont rares chez cet animal ; cela tient peut-être moins à l'épaisseur plus grande de la peau, comme on
l'a prétendu, qu'à l'absence d'une épaisse fourrure.

à tel point que sa faculté d'absorption est à peu près nulle [1].

La sympathie entre les fonctions respiratoires centrale et périphérique est si remarquable que quand le poumon est le siége de maladies chroniques, la peau participe à son tour à cet état morbide. Dans les affections tuberculeuses, les indurations du parenchyme pulmonaire, la bronchite chronique, la peau se modifie sensiblement, elle devient sèche, adhérente, se parchemine, le poil est terne, hérissé, les crins se détachent avec facilité. Chez les animaux dont la peau est dépourvue de *pigmentum* colorant, on peut constater la transparence de cette membrane; elle est prédisposée à contracter des affections psoriques, herpétiques, la pthyriase, etc.

La respiration étant entravée dans toute l'étendue de l'appareil respiratoire, les désordres les plus grands doivent en résulter; toutes les fonctions subordonnées à la première sont troublées, la digestion se fait mal, l'assimilation imparfaite, ce qui amène bientôt cet état de maigreur, ce marasme si frappant chez les sujets phthisiques.

IV

M. le docteur Doussin-Duménil a publié en 1817 un petit ouvrage très-intéressant intitulé : *Des fonctions de la peau et des maladies graves qui peuvent résulter de leur dérangement* [2].

---

[1] M. Mathieu (de Sèvres) a constaté plusieurs fois au microscope cet état morbide de la peau, ce qui explique pourquoi l'intoxication se produit rarement chez les moutons galeux plongés dans le bain *alumino-arsenical*. Cette nonintoxication ne doit pas être attribuée en entier à l'effet astringent de l'alumine sur les tissus, mais aussi à la modification pathologique de la peau, devenue moins absorbante. (Communication inédite.)

[2] Doussin-Duménil. Paris, 1817.

L'auteur a réuni sous ce titre un grand nombre d'observations, de faits pratiques, tendant à montrer les conséquences funestes du dérangement de la respiration cutanée. A part quelques théories sur les fonctions de la peau, qui ne peuvent plus avoir cours, dans l'état actuel de la science, on reste convaincu de l'importance d'une libre pénétration de la peau par les fluides aériformes qui l'environnent.

J'ai moi-même recueilli sur ce sujet plusieurs observations, mais comme elles sont, à quelque chose près, identiques, je me bornerai à en publier une qui m'a paru assez intéressante.

Dans le courant de décembre dernier, je fus appelé chez M. V. Voiturier, rue du Temple à Paris, pour y visiter un cheval de trait qui, sans être gravement malade, ne laissait pas, m'a-t-on dit, que de donner quelques inquiétudes aux personnes qui le soignaient. Cet animal, d'un âge peu avancé encore, et d'un bon service, ne ressemblait plus à ce qu'il était quelques mois auparavant; il était devenu *rosse*, pour me servir de l'expression triviale de son propriétaire.

J'examinai l'animal avec intérêt, mais non sans quelque difficulté, tant il disparaissait sous une toison touffue et feutrée; la tête est basse, la respiration profonde et entrecoupée, s'accélérant notablement au moindre exercice, transpiration abondante pendant le travail, les conjonctives sont colorées, l'urine chargée. Ce cheval, grand mangeur de son naturel, laissait maintenant une partie de sa ration journalière.

Indépendamment de ces symptômes, il existait depuis longtemps un engorgement œdémateux des membres postérieurs.

Cet état de profond marasme ne pouvait passer inaperçu, même aux yeux les moins expérimentés. *Sublata causa, tollitur effectus;* je proposai le tondage immédiat, persuadé que le remède ne ferait pas longtemps attendre la guérison.

A quelques jours de là, voulant connaître le résultat de ma prescription, je me rendis auprès du propriétaire : l'animal n'avait pas été tondu, il n'était pas probable que le cheval récupérât son allure primitive. Intérêt mal entendu, mauvais calcul !

Je fis quelques reproches au voiturier sur sa négligence, et finis par le convaincre ; le tondage fut décidé pour le lendemain, ce qui eut lieu effectivement. A dater de ce moment, l'animal soulagé, guéri, reprit son service régulier, et, chose remarquable, l'engorgement chronique des membres postérieurs disparut peu à peu comme par enchantement.

Le mal était grave, et le remède simple : il est souvent plus facile au praticien de triompher d'une maladie, même la plus dangereuse, que de l'incurie ou de l'ignorance de certains propriétaires.

M. Soumille, vétérinaire à Avignon, a publié, il y a quelques années déjà, une série d'observations venant à l'appui. Il cite, entre autres, des chevaux qui, placés dans de mauvaises conditions hygiéniques, ayant le poil long et piqué, le flanc altéré, les membres engorgés, suspects de morve, chez lesquels *le tondage* a fait disparaître ces symptômes de mauvais présage.

L'auteur du mémoire dit en terminant : « Ces observations ne nous amènent-elles pas naturellement à croire que beaucoup de maladies chroniques sont causées par la trop grande quantité de poils, maladies dont nous ignorons trop souvent l'existence et que nous ne reconnaissons qu'après la mort[1]? »

Le tondage se fait généralement à la fin de l'automne, l'époque en est variable suivant la latitude ; dans le midi de

---

[1] Magne, *Étude de nos races domestiques et des moyens de les améliorer.* Paris, 1857.

la France et dans les contrées plus méridionales, on pratique cette opération plusieurs fois dans l'année ; je me souviens d'avoir vu en Espagne des chevaux continuellement tondus qui se trouvaient toujours dans le plus parfait état de santé[1].

Quand on a effectué le tondage, il ne faut pas négliger certaines précautions, consistant à placer les animaux dans une écurie chaude, à l'abri des courants d'air, des refroidissements subits, à les entourer de couvertures ; quelques praticiens ont recours à une petite saignée dite *de précaution*.

Les lotions et les bains produisent de bons effets. Les bains généraux, employés pour le chien, ne peuvent l'être que difficilement pour le cheval[2] ; on les remplace avantageusement dans quelques cas par des frictions sèches, des bouchonnements, l'emploi fréquent de l'étrille, les soins de propreté, etc.

Solleysel a insisté, à diverses reprises, sur les soins à donner aux chevaux. On voit par le passage suivant que le grand hippiatre, sans avoir des connaissances bien exactes sur le mode de la respiration cutanée, en prévoyait, à force d'observation et de pratique, la nécessité réelle « ..... Ce que cependant beaucoup de personnes ne sauraient se persuader pourquoi il est si nécessaire et d'une si grande utilité de bien panser les chevaux ; ils croient, pourvu qu'on les nourrisse bien et amplement que c'est assez, sans s'attacher si régulièrement à les tant étriller et à les panser tous les jours ; la raison en est néanmoins assez claire, et si on prend la peine de l'examiner avec attention, je crois que l'on sera de mon sentiment, et qu'un cheval avec moins de nourriture distribuée, méthodiquement bien pansé et bien étrillé, s'entretiendra plus gras, plus beau et plus agréable, qu'avec beaucoup de nourriture, s'il n'est pas bien pansé[3]. »

---

[1] Non-seulement le tondage est avantageux comme moyen thérapeutique, mais encore il donne à l'animal plus d'apparence, plus de grâce et de légèreté.

[2] Il y a quelques années, à Aix (Haute-Savoie), à côté de l'établissement des bains, se trouvait la *douche des chevaux*. On amenait des animaux de plusieurs lieues à la ronde ; nous ignorons si cet établissement hydrothérapique fonctionne encore pour l'espèce chevaline.

[3] De Solleysel, *loco citato*.

En résumé, la peau de nos animaux domestiques jouit à des degrés divers de la faculté de respirer, de produire l'hématose. Cette fonction importante ne devient complète, définitive, que dans le poumon, organe central de la respiration.

Il existe entre le poumon, d'une part, la peau et les muqueuses de l'autre, une synergie fonctionnelle incontestable, à tel point que lorsque la peau devient le siége de maladies chroniques, le poumon, les bronches, et quelquefois les plèvres participent à cet état pathologique. Il y a réciprocité : les maladies chroniques des voies respiratoires, proprement dites, déterminent à la longue, par sympathie, des **modifica**tions sérieuses de l'enveloppe cutanée.

Il faut donc s'attacher à prévenir ces maladies **par des** soins de propreté, le nettoyage de la peau; par **les bains**, les lotions, le tondage en temps utile, la **tonte, etc. On** aura alors atteint le but en suivant la sage **maxime** des hygiénistes : « *Sanare bonum, melius providere.* »